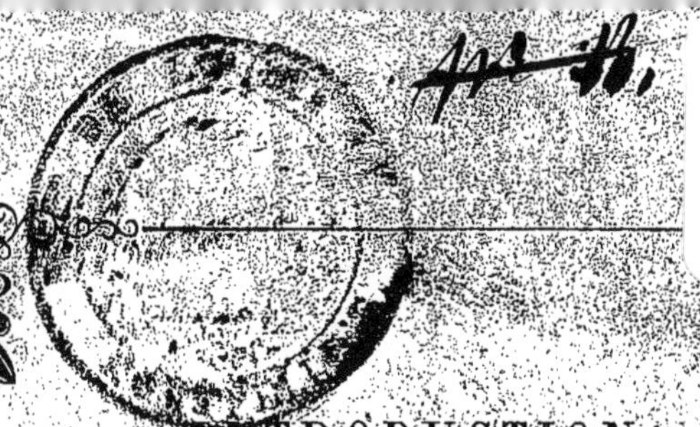

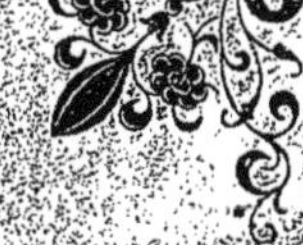

INTRODUCTION

A L'ÉTUDE

DE LA THÉRAPEUTIQUE CHIRURGICALE.

LEÇON D'OUVERTURE

DU

COURS D'OPÉRATIONS ET APPAREILS,

PRONONCÉE
A LA FACULTÉ DE MÉDECINE DE MONTPELLIER,
LE 7 NOVEMBRE 1851,

PAR M. ESTOR,

PROFESSEUR.

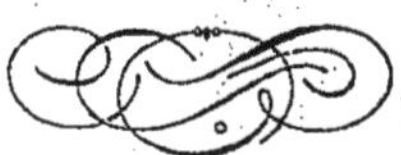

1851

MONTPELLIER, JEAN MARTEL AINÉ IMPRIMEUR.

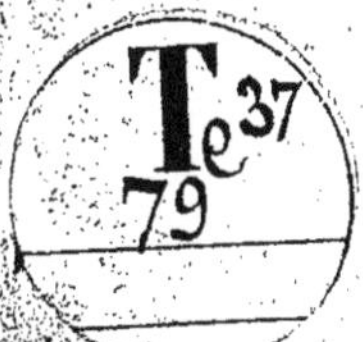

INTRODUCTION

A L'ÉTUDE

DE LA THÉRAPEUTIQUE CHIRURGICALE.

INTRODUCTION

A L'ÉTUDE

DE LA THÉRAPEUTIQUE CHIRURGICALE.

LEÇON D'OUVERTURE

DU

COURS D'OPÉRATIONS ET APPAREILS,

PRONONCÉE

A LA FACULTÉ DE MÉDECINE DE MONTPELLIER,

LE 7 NOVEMBRE 1851,

PAR M. ESTOR,

PROFESSEUR.

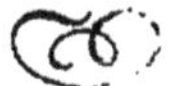

MONTPELLIER

JEAN MARTEL AINÉ, IMPRIMEUR DE LA FACULTÉ DE MÉDECINE,

rue Canabasserie 10, près la Préfecture.

1851

Messieurs,

Ayant le projet de vous exposer cette année la thérapeutique chirurgicale générale, il nous a paru à propos de commencer par vous en faire connaître l'esprit ou le caractère particulier. Notre intention est surtout de vous démontrer, dans cette séance, que la thérapeutique chirurgicale ne diffère pas essentiellement de la thérapeutique médicale.

I. Considérée dans son acception la plus complète et la plus étendue, la thérapeutique est l'objet principal et le but définitif de l'art de guérir; elle ne se réduit pas, comme on le croit vulgairement, à un assemblage de formules et de procédés dans le choix desquels on ne se dirige que par un empirisme aveugle; on la définit en général: *la science des indications et des moyens qu'on a pour les remplir.*

En chirurgie, autant et peut-être plus qu'en médecine, *tout traitement se déduit d'une indication*. Suivant Ambroise Paré, l'*indication* est ce que le chirurgien se met devant les yeux comme une *enseigne* pour *adviser* au remède capable de guérir une maladie. Avec Galien et la plupart des auteurs modernes de pathologie générale, nous définirons l'indication : le jugement par lequel on déduit de la connaissance du mal l'*insinuation* de ce qu'il faut faire pour le guérir. Dans le langage de l'Ecole, on distingue l'*indication*, de l'*indiquant* ou de la chose qui indique, et de l'*indiqué* qui est la médication ou le moyen auquel on doit donner la préférence. Lorsque plusieurs motifs réclament un même traitement, ils constituent ce que l'on nomme des *co-indications*; lorsqu'au contraire ils nécessitent une marche thérapeutique différente, il en résulte ce qu'on appelle des *contre-indications*. Ainsi, par exemple, dans une tumeur blanche articulaire parvenue à son apogée, une suppuration très-abondante et comme ruineuse est une indication manifeste de l'amputation du membre; des sueurs, des diarrhées colliquatives, un pouls faible et précipité sont autant de co-indications; une phlegmasie viscérale, un amas de tubercules scrophuleux soit dans la poitrine, soit dans les glandes du mésentère, sont au contraire considérés comme une contre-indication, attendu qu'ils ne pourraient qu'être aggravés ou rendus mortels par suite de l'enlèvement de la maladie locale. Toutefois, bien que, par suite d'une loi pathologique que M. Louis regarde comme constante, les tumeurs scrophuleuses des membres soient toujours accompagnées de tubercules dans le parenchyme pulmonaire, il n'en est pas moins vrai que, dans certains cas, la lésion interne est symptomatique ou sympathique de la lésion externe, à tel point que la guérison de l'une est l'effet probable de la soustraction ou de l'enlèvement de l'autre. Il y a déjà long-temps que, chez une femme des Cevennes, sans nous arrêter à quelques symptômes suspects du côté de la poitrine, nous avons pratiqué l'amputation de la jambe pour une tumeur blanche dans l'articulation du coude-pied. Or, nous n'avons eu qu'à nous en applaudir; car depuis lors, c'est-à-dire depuis douze ou quinze ans, cette femme, devenue mère plusieurs fois, n'a pas cessé de jouir de la meilleure santé: feu le professeur Sanson, de Paris, a eu l'occasion de recueillir plusieurs observations semblables.

Qui ne voit, Messieurs, que l'art de saisir et d'apprécier les indications et les contre-indications en chirurgie distingue essentiellement le praticien habile du routinier? « C'est des traités de pratique, des connaissances générales thérapeutiques, surtout de la fréquentation des hôpitaux, disait le professeur Venel, qu'on doit avoir tiré ou tirer un jour la connaissance des indications. »

D'autre part, dans le traitement des maladies, le chirurgien n'est pas borné, comme le médecin, aux ressources que lui offrent la diététique et la pharmacie; il a aussi recours à la chirurgie proprement dite, ou chirotechnie, en un mot, à la pratique des opérations.

Cette dernière partie de notre art est, sans contredit, une des plus importantes; c'est elle qui distingue le médecin opérant ou opérateur, l'ιατηρ χιρυργον, que Galien n'hésite pas à mettre au-dessus du médecin ordinaire; c'est d'elle que Celse a dit: *estque ejus effectus inter omnes medicinæ partes evidentissimus*; c'est elle, enfin, qui nous a souvent offert des ressources inespérées, là où la médecine interne s'était déjà montrée tout-à-fait impuissante. Mais aussi que de savoir et d'habileté ne faut-il pas pour approprier les méthodes et les procédés des opérations aux divers cas particuliers, pour en inventer de nouveaux dans les cas insolites ou réputés incurables! C'est au point qu'il faudrait que le chirurgien, comme on l'a dit de J.-L. Petit, pût créer la chirurgie en supposant qu'elle n'existât pas. D'un autre côté, les opérations sont, pour ainsi dire, des armes à double tranchant: elles entraînent des mutilations, elles peuvent donner lieu à des accidents graves; ce sont des maladies artificielles, parfois aussi dangereuses que celles qu'elles sont destinées à combattre; elles ne conduisent à la santé qu'au travers de mille périls sans cesse renaissants. Aussi répète-t-on partout qu'en chirurgie, comme à la guerre, les succès qui font le plus d'honneur ne sont pas ceux qui coûtent le plus de sang; aussi ne doit-on avoir recours aux opérations que dans les cas où elles constituent la ressource la plus sûre et la plus urgente.

A l'aide de ce court exposé de la science des indications en chirurgie et des moyens qu'on a pour les remplir, on peut facilement apprécier quelques erreurs qui ont eu par moments certaine vogue. Suivant plusieurs écrivains du dernier siècle, la thérapeutique chirurgicale diffère essentiellement de la thérapeutique médicale; elle se borne à réparer mécaniquement les désordres physiques et locaux; elle n'a d'autre but que de coudre les plaies, de réduire les déplacements, d'extraire les corps étrangers. Ainsi envisagée, la chirurgie est réduite à un humble métier qui ne s'élève guère au-dessus de celui de l'horloger ou du mécanicien. Suivant quelques-uns, la thérapeutique chirurgicale se compose d'un petit nombre de principes clairs, positifs, matériels, rigoureusement enchaînés les uns aux autres; elle est essentiellement fondée sur l'anatomie; elle offre tous les caractères des sciences exactes; les procédés qu'elle emploie, d'une précision mathématique, peuvent être inventés ou modifiés *à priori* dans le silence du cabinet; ils n'ont pas besoin, d'après Mayor de Lausanne, d'être soumis au creuset du raisonnement et de l'expérience, ils sont à la portée du moindre artisan. Suivant d'autres, enfin, la chirurgie n'étant qu'une branche de la thérapeutique, on n'a pas besoin, pour traiter les maladies de son domaine, d'en connaître les différences, les causes, la marche, les terminaisons; mais les auteurs d'une pareille abstraction, impossible à réaliser, n'ont pas pris garde que leur hypothèse ne tendait à rien moins qu'à nous faire reculer de deux ou trois siècles, et à nous reporter à ces temps d'ignorance où le chirurgien ne faisait, dans les opérations, qu'obéir à la voix et au geste du médecin, où tout traitement médical lui était interdit, et où il terminait son œuvre en disant à son malade: « L'opération est achevée, que Dieu te guérisse! »

Vous le voyez, MESSIEURS, ces diverses opinions ne peuvent supporter le moindre examen. Si nous vous les avons encore rappelées, c'est dans l'espoir qu'elles vous aideraient à comprendre ce que c'est que la thérapeutique chirurgicale, en vous faisant voir précisément ce qu'elle n'est pas. Il nous sera donc inutile d'insister beaucoup pour vous convaincre que cette thérapeutique n'est ni *une science certaine*, ni *un art mécanique*, et que, par conséquent, on ne saurait la définir, comme on l'a fait pendant long-temps: *Quod in therapeiâ certum*, *quod in therapeiâ mecanicum*.

II. Des cures en quelque sorte merveilleuses, et dans lesquelles on voit un rapport évident entre l'application du remède et la disparition de la maladie, ont bien pu faire accorder à la thérapeutique chirurgicale une certitude que l'on conteste avec tant de raison à la médecine interne. Un homme allait périr d'hémorrhagie, il est sauvé par une anse de fil jetée avec art autour d'une artère principale; un autre allait être suffoqué par un corps étranger introduit dans les voies aériennes, il est rappelé à la vie par l'extraction de la cause physique de tous les accidents; tantôt les conséquences graves d'un étranglement herniaire cèdent comme par enchantement à l'incision simple ou multiple de la bride fibreuse comprimant les organes déplacés; tantôt une rétention d'urine qui s'accompagne de douleurs atroces, qui menace d'un épanchement mortel dans le bas-ventre, guérit à l'instant même par l'emploi du cathétérisme; le rétablissement de la vue chez des sujets atteints de cataracte ou d'oblitération de la pupille, la destruction des calculs vésicaux par la lithotomie ou la lithotritie, la réduction immédiate de certaines déviations du système osseux par suite de la section des tendons, la reproduction presque scrupuleuse des formes normales au moyen de l'anaplastie, sont comme autant de miracles qui ont bien pu éblouir les praticiens, surtout les gens du monde, et leur faire croire que la chirurgie était une science certaine. Mais, en réfléchissant, on ne tarde pas à reconnaître qu'une pareille erreur n'a pu être adoptée qu'à une époque où notre art, encore dans son enfance, était réduit à sa partie matérielle ou ministrante.

Depuis que les chirurgiens ne sont plus étrangers à la connaissance de la nature humaine, ils ont compris que les effets de leurs procédés devaient être aussi contingents et aussi variables que ceux des remèdes internes ou des médicaments proprement dits. Et, en effet, la réunion d'une plaie, la réduction d'une fracture ne font que mettre les parties dans les conditions les plus favorables à l'accomplissement de certains actes de la force médicatrice. La cicatrisation, la formation du cal nous sont inconnues dans leur essence; nous ne pouvons les provoquer ni les déterminer d'une manière directe, et une foule de complications ou d'accidents de toute espèce peuvent les rendre difficiles ou impossibles.

En médecine opératoire proprement dite, il n'y a de certitude que pour le résultat immédiat des opérations, mais nullement pour le résultat définitif qui pourtant nous intéresse le plus. Tout le monde sait que la nature est loin de répondre toujours de la même manière à nos provocations. Durant le cours d'une longue pratique, quelle que soit la sagesse qu'on y fasse briller, des revers surgissent de temps en temps, comme par une sorte de fatalité.

Il est arrivé même à des chirurgiens de perdre leur malade brusquement et par l'effet de l'opération, soit à raison d'un accident imprévu et irremédiable, soit parce que leur science surprise avait fait défaut à l'urgence des indications; ils n'avaient pas songé à la possibilité de ces accidents, ou bien ils n'y avaient fait qu'une attention médiocre; leur calcul s'est donc trouvé faux, et cependant on ne peut leur en faire un reproche : car ce reproche ne serait mérité qu'autant que les mystères de l'organisme et leur association sympathique avec ceux du monde extérieur seraient complètement dévoilés. Or, quand est-ce qu'il viendra le jour de cette grande révélation qui seule pourrait placer la chirurgie au rang des sciences dites mathématiques !

Mais si la thérapeutique chirurgicale n'est pas plus certaine que la thérapeutique médicale, elle doit avoir nécessairement, comme elle, ses difficultés à éclaircir, ses problèmes à résoudre.

Le but du praticien n'étant pas seulement d'opérer, mais bien de guérir, il est clair que, dans toute action chirurgicale, on ne peut séparer l'étude de son manuel de celle de ses indications et de ses suites.

Pour vous faire sentir l'importance des indications, il nous suffira pour le moment de vous rappeler qu'elles reposent en grande partie sur le diagnostic chirurgical. Or, vous savez, MESSIEURS, tout ce que ce diagnostic exige de connaissances et d'habileté pratique. Dans le peu de temps qu'il eut pour composer sa thèse de concours, feu le professeur Bérard parvint à recueillir plus de 267 exemples d'erreur de diagnostic appartenant presque tous à des célébrités chirurgicales. Que serait-ce s'il avait pu prolonger cet inventaire, et si tous les praticiens avaient apporté à l'aveu de leurs fautes le même empressement qu'ils mettent à vanter leurs succès?

Quant aux suites des opérations que nous avons déjà vues si contingentes et si variables, elles soulèvent les problèmes les plus obscurs, lorsqu'il s'agit d'en déterminer la cause ou d'y porter remède; de nos jours, on a cru pouvoir les expliquer généralement par l'introduction spontanée de l'air dans les veines. « On s'est imaginé dit Blandin, retrouver cet accident dans une foule de cas auxquels il n'avait aucune part. Toutes les morts subites arrivées pendant les opérations lui ont été attribuées, comme s'il était possible de se consoler d'une aussi terrible catastrophe en en plaçant la cause dans l'agent invisible et subtil qui nous entoure. » Le fait est que plusieurs autres motifs peuvent provoquer cette terminaison fatale : ce sont principalement une hémorrhagie foudroyante, des douleurs très-vives, une émotion morale suivie de syncopes, de convulsions ou de spasme des organes intérieurs, la rupture de quelque tronc vasculaire, l'emploi mal entendu ou trop longtemps prolongé des agents anesthésiques, une certaine faiblesse des liens de la vie qu'une légère secousse peut rompre, enfin, une prédisposition de l'individu, un état indéfinissable de l'organisme qui échappe à nos sens et qui ne se révèle que par ses effets.

Les accidents produits par ces diverses causes se remarquent surtout à la suite des opérations dites *non réglées*, lesquelles diffèrent tant les unes des autres qu'il n'y en a peut-être pas deux qui se ressemblent. Dans tous les cas, la part de l'imprévu est si considérable, les suites qu'on peut craindre sont si nombreuses et si variées, qu'il devient impossible d'établir *à priori* aucune règle, aucun précepte absolu, et qu'on est bien obligé de s'en rapporter à l'inspiration ou au génie inventif de l'opérateur.

En présence de ces difficultés, de ces obscurités, de

ces problèmes capables d'absorber la plus haute intelligence, qui pourrait encore soutenir que la chirurgie n'est qu'un métier, une application de la mécanique au corps humain? Non, Messieurs, le chirurgien qui opère n'est ni un ouvrier ni un artisan, mais un véritable artiste, dans le sens le plus élevé de cette expression, c'est-à-dire, un de ces hommes d'élite qui, ayant une belle conception dans l'esprit, est arrivé à ce point que sa main obéit fidèlement à son intelligence. La thérapeutique chirurgicale n'est donc ni une science certaine, ni un art mécanique ; elle a, comme la thérapeutique médicale, ses incertitudes, ses difficultés ; elle a, par conséquent, le même esprit, le même caractère : en un mot, elle reconnaît les mêmes principes et les mêmes lois.

Pour arriver à établir cette proposition fondamentale, nous allons combattre deux autres préjugés sur lesquels il importe que vous ne conserviez pas le moindre doute. Le premier, c'est que l'intervention de la nature n'est pour rien ou presque pour rien dans la thérapeutique chirurgicale; le second, c'est que les méthodes de cette thérapeutique n'ont rien de commun avec celles de la thérapeutique médicale.

III. Dans l'enfance de l'art, les chirurgiens, pleins de confiance en eux-mêmes, ne tenaient aucun compte des efforts médicateurs de la nature : au lieu de lui venir en aide, ils ne faisaient le plus souvent que la fatiguer par une intervention nuisible. Cette première époque fut celle des pansements fréquents, des onguents et des emplâtres de toute espèce, des machines et des instruments les plus compliqués. Plus tard, et à mesure que les chirurgiens devinrent physiologistes et médecins, ils s'efforcèrent de mieux déterminer les droits respectifs de la nature et de l'art dans le traitement des maladies. Cette idée féconde, ce naturisme contenu dans de justes limites, suffit pour imprimer à notre art un double caractère de hardiesse et de simplicité, signe évident de la perfection. Cette heureuse réforme, commencée dans le XVIIIe siècle par l'Académie de chirurgie, a été complétée dans le XIXe par John Hunter, John Bell, Scarpa, Delpech et les chirurgiens de l'Ecole de Montpellier.

Il est impossible de ne pas voir que la thérapeutique chirurgicale, au lieu de nous éloigner du dogme de la force médicatrice, nous en rapproche sans cesse. C'est, en effet, dans les maladies externes que l'on peut en quelque sorte suivre de l'œil les phénomènes si curieux de l'autocratie de la nature. Ces phénomènes se rapportent aux forces nutritives ou motrices ; ils se combinent diversement durant le cours des affections locales ; ils ont des effets très-manifestes dans l'inflammation, sans qu'on puisse toutefois les regarder comme des terminaisons constantes d'un degré donné ou d'une espèce particulière de cette maladie.

A. La première et la plus simple de ces actions médicatrices naturelles ou provoquées par l'art, est l'*absorption*. Celle-ci s'exerce principalement sur les corps étrangers introduits dans nos cavités ou dans le tissu de nos organes ; elle agit plus efficacement sur les substances molles, fluides ou gazeuses ; cependant un calcul vésical en a été quelquefois rongé ou comme taraudé ; un cristallin très-dur, la pointe d'un couteau à cataracte, un grain de plomb, ont pu être détruits de la même manière dans l'intérieur des chambres de l'œil.

L'absorption joue, d'ailleurs, un grand rôle dans le ramollissement et l'ulcération des tissus, dans l'ouverture spontanée des abcès, dans la séparation des escarres gangréneuses, des portions d'os affectées de nécrose, etc. Ces usages nombreux ont fait appeler l'absorption par John Hunter *la chirurgie de la nature*, et ont fait dire à Maunoir qu'un progrès immense aurait lieu en chirurgie, le jour où l'on connaîtrait mieux les moyens d'activer les fonctions du système absorbant.

B. Dans les lésions traumatiques formant un groupe si naturel de maladies chirurgicales, les actes médicateurs spontanés se présentent, pour ainsi dire, en foule.

a. D'abord, ces lésions traumatiques peuvent donner lieu à une inflammation souvent salutaire ; puis, lorsque à la suite d'une grande plaie ou d'une contusion profonde la secousse est ressentie par le système entier, lorsque, par l'effet de cette affection que Galien appelait βλαβη, que les modernes appellent *traumatisme*, il y a chez le malade un mélange de faiblesse et de spasme pouvant aller jusqu'à la stupeur, il survient bientôt une réaction générale, une fièvre salutaire, destinée à tonifier, à régulariser l'action vitale, en un mot, à faire tout rentrer dans l'ordre. Les anciens favorisaient le développement de cette fièvre par de légères boissons théiformes qu'ils décoraient des noms de *traumatiques* ou de *vulnéraires*, et, dans ces derniers temps, Lombard, Chaussier et Fages ont démontré le danger qu'il y avait à la supprimer par des saignées intempestives.

b. Rien n'est beau, rien n'est admirable comme la fonction pathologique complexe à la faveur de laquelle s'arrêtent spontanément les hémorrhagies traumatiques. D'abord, le sang se coagule, ou plutôt il s'organise ; de là résultent des caillots destinés à opposer une digue temporaire à l'écoulement du sang ; puis, ces caillots sont remplacés par un épanchement de lymphe coagulable, produit par l'inflammation des tuniques vasculaires ; en même temps, par suite de la *loi de dérivation*, le sang ne passe plus par le vaisseau ouvert : ce vaisseau s'atrophie, se transforme en une espèce de cordon ligamenteux, et enfin la circulation se rétablit par les vaisseaux capillaires ou par les branches collatérales. Tout ne démontre-t-il pas, dans cette série d'actes médicateurs, une harmonie, une synergie bienfaisantes ? Et cette syncope qui survient lorsque l'abondance de l'hémorrhagie menace de faire périr immédiatement le sujet, n'est-elle pas aussi une ressource extrême réservée pour un danger imminent ?

C. Les autres phénomènes de la guérison naturelle des plaies, sont : l'*adhésion*, la *cicatrisation* et la *régénération* plus ou moins complète de nos organes.

1° L'*adhésion* a lieu lorsque des parties récemment divisées, mises en contact immédiat, se réunissent ou se confondent par une vie commune. Cette réunion se fait à peu près de la même manière pour les parties molles et pour les os; elle s'accomplit au moyen du sang, de la lymphe coagulable ou du pus; ces liquides doivent, dit-on, la faculté de s'organiser à la grande quantité de fibrine qu'ils renferment; suivant M. Küss, de Strasbourg, ce sont les globules du tissu inflammatoire ou *phlogôme*, qui se transforment en fibrilles ou en tissu inodulaire.

2° Dans la *cicatrisation*, les parties dénudées se recouvrent d'un enduit de lymphe coagulable, qui devient bientôt une membrane pyogénique; cette membrane, d'abord d'un rouge vermeil, parsemée de bourgeons charnus, acquiert peu à peu de la résistance en perdant de sa vascularité; elle prend enfin tous les caractères du tissu fibreux cicatriciel, ou tissu inodulaire de Delpech.

3° Les divers actes de la fonction nutritive redoublent d'activité, lorsque par un mécanisme que couvre encore un voile mystérieux, la nature parvient à opérer une *régénération* plus ou moins complète de nos organes. Ainsi que l'a très-bien établi Græffe, cette régénération est d'autant plus facile, que les parties perdues offrent une organisation moins avancée, ou qu'elles appartiennent à des animaux d'une classe plus inférieure. Chez l'homme, les tissus primitifs qui se régénèrent de la manière la plus prompte et la plus complète, sont, après les ongles, les poils et l'épiderme, les tissus cellulaire, vasculaire et nerveux. Les matériaux de cette régénération ne sont pas toujours fournis par l'organe intéressé; ils proviennent quelquefois, et suivant le besoin, des diverses parties environnantes.

D. Qui ne serait frappé d'admiration, en contemplant les procédés employés par la nature pour diminuer les inconvénients des corps étrangers, ou pour en délivrer les malades! Les principaux de ces procédés sont: l'*isolement*, la *dissolution*, l'*absorption* sur laquelle nous n'avons pas à revenir, et enfin l'*élimination spontanée.*

a. L'*isolement* a pour but d'éloigner les corps étrangers des parties vivantes et d'en neutraliser ainsi l'action délétère.

Cet isolement se fait au moyen d'une sécrétion de matière muqueuse ou d'une collection de pus, ou bien encore à la faveur d'un kyste qui égalise la surface du corps étranger, le rend immobile et l'empêche d'irriter les tissus ambiants. La nature s'est quelquefois servie d'un autre stratagème: en l'absence des moyens isolateurs que nous venons d'indiquer, elle s'est contentée d'éloigner les parties vivantes du corps étranger, au moyen d'une inflammation ulcérative ou disjonctive. Ainsi, lorsqu'un corps dur comprime ou irrite un organe, l'absorption redouble d'énergie: d'une part, elle diminue le volume de la cause comprimante, et, de l'autre, elle soustrait l'organe vivant à son action délétère. Le même phénomène a lieu lorsqu'un corps étranger, en forme d'anneau, s'applique à une de nos parties saillantes, comme aussi lorsqu'on a recours aux ligatures.

b. La *dissolution* a lieu souvent sous l'influence de la force vitale, comme on l'observe surtout pour les calculs biliaires et les calculs urinaires, qui se dissolvent dans les liquides où ils ont pris naissance.

c. Quant à l'*expulsion* ou l'*élimination spontanée* des substances hétérogènes, elle peut avoir lieu par l'ouverture d'une cavité ou d'un conduit naturel, ou bien au travers de la trame organique de nos parties. Une balle, un grain de plomb, après être restés long-temps stationnaires, se mettent à cheminer au travers de nos organes, et vont au loin se montrer sous la peau, d'où il est facile de les extraire. C'est ainsi que se conduisent surtout les corps étrangers de forme aiguë, tels que les aiguilles, les morceaux de fil de fer, les épis de blé, les arètes de poisson. Tout le monde connaît l'histoire, rapportée par Morand dans les Mémoires de l'ancienne Académie des sciences, de cette fille hystérique qui avalait des aiguilles par milliers et les retirait journellement de la surface de son corps comme d'une pelotte. Des exemples semblables ont été recueillis par MM. Keraudren, Villars, de Strasbourg, et Silvy, de Grenoble. Ce phénomène médicateur n'est pas simple; il se compose de trois actes assez distincts, savoir : une petite ulcération, une action contractile des tissus et une cicatrisation consécutive; c'est là ce que Dupuytren a désigné sous le nom collectif d'*inflammation éliminatoire*.

E. Le temps nous permet à peine de vous énumérer les actes médicateurs qu'on observe dans l'*inflammation*, la *suppuration* et la *gangrène*.

a. Ceux que produit l'inflammation sont si nombreux et si variés, que quelques systématiques ont fini par croire que cet état morbide était le seul instrument de la guérison naturelle des maladies. Nous nous contenterons pour le moment de vous rappeler les exsudations de lymphe plastique, succédant à l'inflammation des épithéliums de la peau, des membranes muqueuses et surtout des membranes séreuses. Cette lymphe exhalée à la surface des membranes s'organise avec une telle promptitude qu'on a pu, au bout de quelques heures, y découvrir des artères et des veines; on y aperçoit bientôt aussi des globules avec leurs nucléoles et enfin des fibrilles, à peu près comme dans la vésicule embryonnaire. Ces exsudations, le plus souvent salutaires, produisent des adhérences utiles, limitent la plupart des maladies locales, oblitèrent les vaisseaux artériels, les cavités closes naturelles ou accidentelles, président à la guérison des varices, des anévrysmes, à la cure radicale des hernies, etc.

b. Lorsqu'une suppuration s'établit au milieu de nos organes, elle est bientôt entourée d'une membrane pyogénique déjà entrevue par J. Hunter, E. Home, Bichat, mais complètement décrite par Delpech. Si l'abcès est sous-cutané, la peau dont il est recouvert s'élève en pointe, en mamelon; elle s'amincit, s'ulcère, et donne issue à la matière purulente. Si l'abcès est profond, cette matière tend à se porter au-dehors en suivant le trajet des gaînes fibreuses. Pour donner l'idée de la tendance du pus vers l'extérieur, J. Hunter la comparait à celle que la plumule et la radicule d'une graine semée renversée ont à se porter toujours, l'une vers l'air atmosphérique, et l'autre vers le sein de la terre.

c. Dans les cas de gangrène, lorsque le travail de la désorganisation est terminé, un cercle inflammatoire rouge, une sorte d'arc-en-ciel d'une largeur variable en indique les limites; bientôt après, de petites cavités ulcéreuses se forment dans un ou plusieurs points de ce cercle; elles se multiplient, s'agrandissent, se joignent et produisent ainsi une rainure circulaire s'augmentant de plus en plus par la dessiccation des escarres et la rétraction des parties vivantes; une inflammation ulcérative et disjonctive s'établit au-dessous des tissus gangréneux et finit par les détacher complètement.

F. Enfin, la force médicatrice se montre dans tout son éclat à la suite de l'opération de l'anévrysme, suivant la méthode indirecte, dans la guérison spontanée de l'anus anormal, et après l'abaissement ou le broiement de la cataracte.

a. A la suite de la ligature d'une artère principale au-dessus d'un anévrysme, les actes médicateurs synergiques sont : 1° l'oblitération du vaisseau lié, son atrophie jusqu'à l'origine de la première branche collatérale un peu importante; 2° la cessation des battements dans la tumeur par suite de l'interruption de l'afflux du sang liquide ; 3° le retrait de cette tumeur par l'effet de l'absorption de la partie la plus fluide du sang, jusqu'à ce qu'il n'en reste plus qu'un noyau ou tubercule fibreux qui finit même par disparaître ; 4° pendant que tous ces phénomènes se passent, il y a dilatation active des plus petites branches collatérales et du réseau capillaire ; il y a même production de nouveaux vaisseaux aidant à rétablir la circulation dans toutes les parties du membre.

b. Dans la guérison spontanée de l'anus anormal, l'action contractile du mésentère diminue la saillie de l'éperon ; les deux bouts de l'intestin, d'abord parallèles entre eux comme les canons d'un fusil à deux coups, s'inclinent légèrement l'un vers l'autre, et c'est alors que la continuité du canal intestinal peut être rétablie à la faveur d'un reste de sac herniaire, constituant ce qu'on appelle l'entonnoir ou l'infundibulum.

c. A la suite de l'abaissement de la cataracte, il est reconnu que le cristallin déplacé et séparé de ses organes de nutrition ne conserve pas sa forme et son volume, mais qu'il tend au contraire à disparaître graduellement sous l'influence de l'action des vaisseaux lymphatiques. Ce phénomène a surtout lieu lorsque le cristallin a été broyé ou réduit en parcelles très-ténues plongées de toutes parts dans l'humeur aqueuse.

Ce tableau des ressources de la nature en chirurgie, quelque incomplet qu'il puisse être, démontre que le dogme de la force médicatrice est le fondement le plus solide de la thérapeutique chirurgicale. Nous allons voir bientôt le parti qu'on peut en tirer dans les méthodes de traitement dites *naturelles ;* mais, en attendant, nous ne craignons pas d'avancer que la thérapeutique chirurgicale et l'art des opérations ont fait d'autant plus de progrès, que les chirurgiens ont mieux connu les lois de la vie, et qu'ils ont été plus confiants dans l'autocratie de la nature. C'est là, en effet, qu'est la source des plus belles découvertes des temps actuels; pour le prouver, il nous suffira de citer la grande extension donnée à la méthode de la réunion immédiate, l'audace avec laquelle on a lié les troncs artériels provenant immédiatement de l'aorte, le renouvellement des méthodes si variées de l'anaplastie, les immortels travaux de Hunter sur l'opération de l'anévrysme, la méthode de Dupuytren pour la guérison de l'anus anormal, les belles considérations de Scarpa relatives à la prééminence à donner à l'abaissement de la cataracte sur son extraction, etc., etc.

IV. Nous avons hâte d'arriver, MESSIEURS, à la dernière partie de ce premier enseignement, et de vous démontrer que la thérapeutique chirurgicale est soumise aux mêmes méthodes que la thérapeutique médicale. Dans la science du traitement des maladies, on donne le nom de *méthode* à un ensemble de règles capables de nous diriger dans l'emploi de nos moyens curatifs. Ces méthodes de traitement résument en quelque sorte toute la philosophie de la thérapeutique. Déjà entrevues par Galien, qui en avait admis d'*empiriques* et de *rationnelles*, elles furent de nouveau, long-temps après, indiquées d'une manière vague par un médecin anglais appelé Fordyce; mais c'est à notre illustre Barthez qu'appartient la gloire d'en avoir formulé les lois d'une manière nette et rigoureuse. D'après ce grand législateur de la science, nous en admettrons de trois ordres, et nous distinguerons avec lui des *méthodes naturelles*, des *méthodes analytiques* et des *méthodes empiriques*.

A. Les *méthodes naturelles* sont essentiellement fondées sur l'observation de la marche de la nature dans le traitement et la guérison des maladies. Voici quelles en sont les principales lois, et les applications qu'on peut en faire à la chirurgie.

a. Ainsi que nous avons déjà eu l'occasion de l'établir, le chirurgien ne répare pas directement la machine humaine, comme l'horloger et le mécanicien réparent une montre ou une machine à vapeur : il ne peut que mettre la nature dans les conditions les plus favorables à l'accomplissement des actes médicateurs qu'on attend d'elle. C'est dans ce sens que John Bell a pu dire que le chirurgien est, comme le médecin, le *ministre de la nature*, et qu'on a pu appliquer à la chirurgie les anciens adages : *Natura morborum medicus*, *medicina naturæ interpres*, *naturæ obstetrix*. A ce point de vue, le chirurgien respecte et seconde les mouvements vitaux nécessaires à la guérison des maladies ; il les provoque ou les ranime s'ils se ralentissent ou s'ils manquent d'énergie ; il en tempère l'ardeur et en retarde les progrès s'ils pèchent par trop de vivacité ou par une succession trop rapide ; enfin, il s'applique à éloigner toutes les causes qui pourraient y mettre un obstacle absolu.

b. Le chirurgien trouve aussi de fréquentes occasions d'appliquer cet aphorisme d'Hippocrate : *Quò natura pergit eò ducendum*. C'est d'après ce précepte important qu'il ouvre un abcès sous-aponévrotique, qu'il achève l'extraction d'un corps étranger arrêté sous la peau après avoir cheminé au-travers des parties les plus délicates ; c'est aussi pour abréger, simplifier ou compléter le travail de la nature, qu'il enlève des escarres gangréneuses, qu'il extrait des séquestres ou qu'il détruit la double cloison qui sépare les deux bouts de l'intestin dans l'anus anormal. Sous ce rapport, on peut dire que les opérations sont d'autant plus faciles et plus sûres qu'elles ont pour but de compléter un travail médicateur plus avancé : ainsi, les désarticulations, les résections sont d'autant plus simples qu'elles sont en quelque sorte commencées ou presque terminées par la gangrène des parties molles ; la guérison de l'anévrysme est d'autant plus certaine que la tumeur date de plus long-temps, qu'elle est remplie de caillots, qu'elle n'admet dans son intérieur qu'une très-petite quantité de sang liquide, et qu'il y a déjà un commencement de dilatation dans les artères collatérales.

c. D'autres procédés de la chirurgie ne sont que des imitations de ceux de la nature. La séparation spontanée des membres atteints de sphacèle a conduit probablement à la pratique des amputations; l'expulsion naturelle des calculs vésicaux a donné naissance aux diverses méthodes de la lithotomie; certains cas heureux de l'exfoliation des extrémités des os des membres ont suggéré l'idée des résections articulaires; l'observation de ce qui se passe dans la guérison spontanée des anévrysmes a servi de base à leur traitement rationnel. On ne peut même s'empêcher de reconnaître, dans certains cas, la supériorité des procédés de la nature sur ceux de l'art. Supposez un corps étranger dans l'estomac, s'il est éliminé spontanément par l'épigastre, c'est à la faveur d'une ulcération précédée d'adhérences salutaires. Rien de semblable n'a lieu dans la gastrotomie et l'extraction faite par l'art; aussi exposent-elles davantage aux hémorrhagies et aux épanchements intérieurs. C'est pour éviter ces conséquences graves et se rapprocher autant qu'il se peut de la marche de la nature, qu'on a conseillé d'attendre la formation d'adhérences, ou de la provoquer en faisant précéder l'incision de l'application d'un caustique.

d. C'est surtout par la comparaison de l'étendue du mal et de l'état des forces médicatrices, qu'on peut prendre un parti entre l'action immédiate ou l'expectation. En chirurgie, comme en médecine, une maladie étant donnée, il ne suffit pas de connaître le remède, on doit encore se demander *s'il faut agir* et *quand est-ce qu'il faut agir*. La chirurgie expectante n'est donc pas un système qui dans le traitement des maladies condamne à une inaction complète ; c'est plutôt un ensemble de principes qui règle l'intervention respective de la nature et de l'art. Certains auteurs nous font observer que la chirurgie expectante ne l'est quelquefois que relativement, comme, par exemple, lorsqu'à l'aide de moyens plus doux on retarde ou on évite une opération grave et périlleuse; d'autres ajoutent que l'expectation proprement dite est, de sa nature, libre et volontaire, et que, par conséquent, elle n'a rien de commun avec l'expectation forcée, à laquelle on est réduit lorsque la maladie est inconnue ou qu'on manque de moyens pour la combattre. Quoi qu'il en soit, dans l'impossibilité d'aborder les questions innombrables se rapportant à cette partie de notre sujet, nous allons nous borner à quelques considérations sur les *lésions traumatiques* et sur les *opérations*.

1° La plupart des lésions traumatiques ordinaires ne sont ni des maladies, ni encore moins des affections; ce sont plutôt de simples désordres matériels susceptibles d'être réparés par un travail plastique ou adhésif. D'après cela, il est facile de comprendre que, contrairement à l'opinion de quelques auteurs, l'autocratie de la nature doit se montrer avec plus d'éclat dans les lésions traumatiques que dans les maladies ou les affections de cause interne. Larrey, dans sa *Chirurgie militaire*, rapporte que, sous le climat heureux de l'Egypte, il a vu guérir avec la plus grande facilité des blessures énormes produites par le sabre des Mamelucks; MM. Roux et Gensoul ont fait une observation semblable pour des coups d'armes à feu reçus dans les journées de Paris et de Lyon en 1832 et 1834. On a vu, à la clinique de Dubois, un bateleur qui, dans un de ses exercices, avait avalé complètement une lame de sabre en fer-blanc longue de 18 ou 20 pouces: au bout de deux ans de séjour de cette lame dans l'abdomen, il se forma un abcès à l'aine droite, le corps étranger sortit et le malade guérit parfaitement. On a eu l'occasion, il y a quelques années, de recueillir à l'hôpital Saint-Eloi une observation non moins singulière. Un homme, engagé comme mousse à l'âge de 11 ans pour l'expédition d'Egypte, fut embarqué sur le vaisseau *le Tonnant,* sauta avec ce vaisseau à la bataille d'Aboukir et nagea pendant deux heures pour regagner la terre; bientôt après, il eut le bras cassé au combat d'Alexandrie. Rentré dans ses foyers après l'expédition, il se fit une hernie inguinale du côté droit, qui s'étrangla et dont il fut opéré et guéri. Il a eu plus tard, et successivement, un ulcère cancéreux à la face traité heureusement par la pâte arsenicale, la jambe gauche fracturée en deux endroits par la roue d'une diligence, une pustule maligne à l'avant-bras droit et, enfin, un calcul vésical dont il a été délivré par l'opération de la taille sous-pubienne. De pareils exemples, qui ont fait dire de certains sujets qu'ils avaient en quelque sorte la *vie dure*, ne doivent pas seulement exciter en nous une curiosité ou une admiration stériles; ils doivent encore nous inspirer la plus grande confiance pour les ressources de la nature, et nous montrer dans bien des cas la supériorité de ces ressources sur celles de l'art.

Cette proposition devient encore plus évidente dans les lésions traumatiques des grandes cavités du corps. Ici, la chirurgie expectante est presque la seule admissible. Les observations de Wurtzius, de Strychnius, de Lecat et de Marrigues, ont depuis long-temps démontré le danger qu'il y avait à promener une sonde dans l'intérieur du crâne, de la poitrine ou de l'abdomen. Ces recherches minutieuses n'ont d'ailleurs aucun avantage, car si les viscères ont été lésés, on n'en est que trop informé par la violence des symptômes.

Dans les *plaies de la tête*, la commotion du cerveau est guérie autant par les secours de la nature que par ceux de l'art. L'inflammation est combattue par les anti-phlogistiques, mais elle ne réclame pas d'opération chirurgicale, et, pour ce qui est de la compression, les fluides épanchés peuvent être repris par les absorbants, se faire jour au-dehors par l'intervalle que laissent les esquilles, ou bien être supportés impunément par l'organe cérébral. Si l'on joint à ces circonstances les difficultés du diagnostic et le danger que le trépan entraîne par lui-même, on sera amené à conclure que cette opération est rarement indiquée; c'est, en effet, l'opinion de Schmucker, de Richter, de J. Hunter, de J. Bell et de Desault.

Dans les *plaies de la poitrine*, on a surtout à craindre des hémorrhagies et des épanchements intérieurs. Les anciens se croyaient obligés d'agrandir ces plaies, de les dilater avec des tentes ou des bourdonnets très-durs ; d'autres aspiraient les fluides épanchés, soit avec une seringue, soit par la succion, soit par l'application de quelques ventouses. L'observation plus exacte de l'autocratie de la nature a démontré que les plaies profondes ou pénétrantes du thorax devaient être réunies par première intention : il ne faut évacuer le sang épanché qu'après l'oblitération des vaisseaux ouverts, à moins que l'hémorrhagie ne se fasse avec tant de rapidité que la suffocation en devienne imminente.

La péritonite, qui fait le principal danger des *plaies pénétrantes de l'abdomen*, devient dans certains cas, par une heureuse compensation, l'unique moyen de salut. Les belles observations de John Bell, de Scarpa, et surtout un fait très-curieux rapporté par Littre, ont fait voir comment la continuité du canal intestinal pouvait être rétablie spontanément, de manière à rendre inutiles les divers procédés de l'art pour la suture et l'invagination des intestins. Cet acte médicateur si curieux est d'ailleurs aidé ou favorisé par la pression continuelle qu'exercen sur les viscères abdominaux les muscles qui les entourent. Cette dernière cause nous explique, suivant J. Bell et le fils de J.-L. Petit, comment il se fait que le sang épanché dans le bas-ventre est généralement conduit vers la partie inférieure et antérieure de cette cavité, d'où il est facile de l'extraire, lorsque la nature est impuissante pour cette élimination.

2° Les problèmes relatifs à la chirurgie expectante acquièrent encore un plus haut degré d'intérêt, lorsqu'il s'agit des opérations proprement dites, et surtout de celles qui mettent la vie en danger ou qui entraînent quelque mutilation. Il ne faut jamais y avoir recours légèrement ; le moindre doute doit nous faire temporiser, et il ne faut y soumettre un malade qu'autant qu'on ne peut faire autrement et qu'on est en droit d'en attendre un heureux résultat. Toutefois, le vrai praticien donne à la nature le temps d'agir, mais il ne l'abandonne pas à elle-même ; il n'attend pas, coupable et timide spectateur, que le mal soit sans remède et que le corps soit épuisé, pour immoler le malade par une inutile et tardive opération. Attentif au signal d'opérer donné par la nature, il sait que l'occasion est fugace, qu'elle est *chauve*, comme le disaient les anciens, et que souvent on ne peut la saisir lorsqu'on l'a laissée s'échapper.

Les inconvénients attachés à toute grande opération nous portent à condamner celles que l'on pratique à la sollicitation des malades, et que l'on est convenu d'appeler *opérations de complaisance*. Il est maintenant bien reconnu que, toutes choses égales d'ailleurs, ces opérations sont plus souvent funestes que les autres. MM. Roux, Velpeau et Vidal de Cassis rapportent une foule d'exemples qui prouvent qu'on ne doit y avoir recours qu'autant qu'elles sont légères, ou que la difformité pour laquelle on les exécute est très-gênante et de nature à entraîner des accidents consécutifs. Dans ses *Leçons orales de clinique*, Dupuytren met en scène Pelletan et un de ses amputés qui, au moment de mourir, rassembla le reste de ses forces pour lui reprocher amèrement la faiblesse qu'il avait eue de céder à ses instances.

Dans la question de l'expectation en chirurgie, il ne faut pas oublier qu'il y a des maladies qu'il est dangereux de guérir : ce sont celles qui peuvent se transporter aisément d'un organe à l'autre par une sorte de métastase, et celles qui constituent la manifestation ou la crise de quelque affection du système entier. Au sujet de ces dernières, nous ferons remarquer qu'il n'est dangereux de les guérir que parce qu'on n'a aucune prise sur les affections dont elles dépendent, et que, par conséquent, on ne peut que les supprimer ou les faire changer de siége. Parmi les maladies qu'il est dangereux de guérir, nous signalerons surtout les vieux ulcères des jambes, les hémorrhoïdes, l'hydrocèle des vieillards et la fistule à l'anus chez les phthisiques.

En médecine opératoire, il est une expectation relative, autre que celle que nous avons indiquée précédemment. En général, l'action chirurgicale doit être franche et directe; mais n'a-t-on pas un peu exagéré lorsque, sans se laisser arrêter par aucun obstacle, on a voulu terminer à tout prix, et en une seule fois, l'opération la plus longue et la plus laborieuse? Ne se rapprocherait-on pas davantage de la nature, en opérant quelquefois avec plus de lenteur et moins de secousse? « Le malade, dit Dupuytren, semble moins sentir le fardeau dont on le charge, quand c'est par degrés qu'on augmente le poids. » « Les opérations en deux ou plusieurs temps, dit M. Vidal de Cassis, offrent l'avantage de nous faire, pour ainsi dire, tâter le terrain, et de nous permettre d'en ajourner le dernier temps ou le complément lorsque les circonstances l'exigent. » Se fondant sur ces motifs, quelques opérateurs modernes ont renouvelé les idées de Maret et de Hoin, de Dijon, sur la taille périnéale en deux temps, et M. Vidal de Cassis a cherché à faire prévaloir une méthode de la taille hypogastrique dans laquelle on n'ouvre la vessie que quelque temps après avoir incisé les parois abdominales, c'est-à-dire lorsque, par suite de cette incision, le tissu cellulaire s'est épaissi et s'est recouvert d'une fausse membrane qui le rend imperméable.

Terminons par quelques mots sur les *méthodes analytiques* et sur les *méthodes empiriques*.

B. « Les méthodes analytiques, dit Barthez, sont celles où, après avoir décomposé une maladie dans les affections essentielles dont elle est le produit et dans les maladies plus simples qui s'y compliquent, on attaque directement ces éléments de la maladie par des moyens proportionnés à leurs rapports de force ou d'influence. »

Les principales règles de ces méthodes consistent à ne pas confondre les éléments morbides chirurgicaux avec les symptômes; à bien distinguer les éléments morbides essentiels de ceux qui sont purement sympathiques ; à bien étudier les éléments des maladies, suivant qu'ils se présentent à l'état de *coïncidence* ou de *complication*.

a. Il ne faut pas, disons-nous, confondre les éléments morbides chirurgicaux avec les symptômes. Ceux-ci, en effet, n'existent pas par eux-mêmes : ils sont étroitement liés avec les maladies dont ils dépendent ; ils disparaissent avec elles, et sont à leur égard, suivant l'expression de Galien, *ce que l'ombre est au corps*. L'élément morbide est, au contraire, un état essentiel, un groupe de symptômes offrant une nature, une marche, une thérapeutique particulières. Nous vous donnerons comme exemples de symptômes, la perte des mouvements d'une partie résultant de la section d'un tendon ou d'un muscle, l'irritation et la douleur produites par la contusion des nerfs, l'hémorrhagie conséquence inévitable de l'ouverture d'une artère ou d'une veine, l'inflammation effet symptomatique de la présence d'un corps étranger, enfin, la lésion organique développée sous l'influence d'une diathèse. Au contraire, une plaie indiquant la réunion, un déplacement pour lequel on pratique le taxis, un corps étranger à extraire, une tumeur à extirper sont de véritables sources d'indications, et par conséquent de véritables éléments morbides. Lorsque, dans le traitement des maladies, on s'adresse aux symptômes plutôt qu'aux affections essentielles, on abandonne en quelque sorte la chirurgie radicale pour ne faire plus qu'une chirurgie symptomatique ou palliative. Or, je le demande, que penserait-on d'un praticien qui, dans la perte des mouvements d'un ou de plusieurs doigts provenant de la section des tendons, se contenterait d'avoir recours aux excitants locaux sans s'occuper de coudre ou de réunir les tendons divisés? Quelle idée aurait-on de celui qui, ayant à combattre une inflammation de l'œil ou de l'oreille dépendant de la présence d'un corps étranger, ne songerait pas même à extraire la cause de tous les accidents?

Toutefois, il ne faut pas oublier que, dans la pratique de la chirurgie, un symptôme peut devenir source d'indications, soit à cause de son intensité ou de ses effets pernicieux, soit parce qu'il prend ou qu'il acquiert lui-même le caractère et l'importance d'un véritable élément. Ainsi, par exemple, la douleur, qui est en général un symptôme de l'inflammation, peut en devenir au contraire l'élément primitif, essentiel, ou, comme le disait Sarconne, en être tour-à-tour la fille ou la mère.

b. La seconde règle des méthodes analytiques, avons-nous dit, c'est de ne pas confondre les affections sympathiques avec les affections essentielles.

Les affections sympathiques sont assez communes en chirurgie. La tumeur blanche de l'articulation iléo-fémorale s'accompagne d'une douleur au genou; les plaies de la tête exercent une grande influence sur les organes biliaires et sont assez souvent suivies d'abcès au foie; Delpech, Pellier, citent des exemples d'amaurose dépendant d'un amas vermineux dans le canal digestif ; on sait avec quelle facilité la blennorrhagie se porte du canal de l'urètre sur les testicules, les yeux, les articulations, et il n'est pas de praticien qui n'ait vu, chez la femme, la moindre altération du col de l'utérus donner naissance aux phénomènes sympathiques les plus nombreux et les plus variés. Le problème du diagnostic chirurgical consiste donc souvent à démêler entre plusieurs affections quelle est celle qui est primitive et qui tient les autres sous sa dépendance, au point qu'il suffit de la guérir pour que tout rentre dans l'ordre. Ce problème est quelquefois difficile, lorsqu'une affection, après avoir été d'abord sympathique, devient à son tour idiopathique ou essentielle. Ainsi, par exemple, dans le cancer au sein compliqué de l'engorgement des glandes de l'aisselle, on a souvent de la peine à discerner si cet engorgement est l'effet d'une irritation sympathique ou de la propagation du vice cancéreux.

c. Enfin, avons-nous dit, les éléments des maladies chirurgicales se présentent à l'état de *coïncidence* ou de *complication*. Dans le premier état, deux éléments morbides essentiels attaquent à la fois un même individu, mais ils restent isolés, indépendants ; ils n'exercent les uns sur les autres aucune influence directe, et on peut les attaquer ou les combattre indifféremment ensemble ou d'une manière successive, en commençant néanmoins par les plus importants ou par ceux qui tiennent les autres sous leur dépendance. Dans l'état de complication, au contraire, les éléments se confondent d'une manière intime; ils forment, pour ainsi dire, des entités morbides nouvelles; on ne peut les guérir les uns sans les autres; leurs thérapeutiques doivent être simultanées, si l'on ne veut pas qu'elles soient vaines.

Dans les altérations ou vices de mécanisme, on observe plus souvent de simples coïncidences que de véritables complications. Il en est de même dans les lésions traumatiques; toutefois, lorsque ces lésions sont graves et multipliées chez le même individu, elles s'influencent réciproquement, ou, si vous le voulez, elles se compliquent d'une manière fâcheuse: de là, le danger de pratiquer simultanément chez un même sujet deux opérations de cataracte, d'hydrocèle, et surtout deux amputations de membres principaux.

Parmi les altérations de la vie locale, l'inflammation peut se trouver jointe avec l'asthénie et avoir une telle tendance à la gangrène, que les saignées en deviennent inutiles ou même dangereuses. L'inflammation se combine si souvent avec les affections diathésiques telles que la syphilis, les scrophules et le cancer, que quelques systématiques ont fini par croire qu'elle constituait le fond de ces maladies, et que, par conséquent, on pouvait les guérir par les anti-phlogistiques.

Les altérations de la vie générale ou les affections du ressort de la chirurgie sont encore plus exposées à de véritables complications. Ainsi, le vice scrophuleux et le vice herpétique peuvent se combiner de manière à réclamer en même temps des moyens appropriés aux deux éléments de la maladie complète ; dans la syphilis, il y a souvent inflammation, état bilieux ou saburral, état névralgique, tels que pour assurer le succès des anti-vénériens ordinaires, il faut les faire précéder par les anti-phlogistiques, les évacuants, les opiacés, etc.

C. Les *méthodes empiriques* ont pour but de changer la forme entière de la maladie, par des remèdes qu'indique le raisonnement fondé sur l'expérience de leur utilité dans les cas analogues. Ces méthodes ont été divisées en *spécifiques*, *imitatrices* et *perturbatrices ou métasyncritiques*.

a. Les *méthodes spécifiques* nous dirigent dans l'emploi des remèdes de même nom. Les remèdes spécifiques se reconnaissent aux caractères suivants : ils guérissent une affection donnée, sinon toujours, du moins d'une manière générale; ils la guérissent directement, c'est-à-dire sans déterminer dans le système ni des actions ni des mouvements auxquels on puisse rapporter le bien-être obtenu. Suivant l'expression de Galien, ils prennent l'ennemi corps à corps et le terrassent : on voit par là comment les spécifiques d'affection, ou spécifiques proprement dits, diffèrent des spécifiques d'organes qui, tels que les asperges, les cantharides, le tartre stibié, la digitale, exercent une action directe sur les organes urinaires, l'estomac, le cœur, et y produisent des effets physiologiques qu'on peut aussi bien obtenir sur un individu sain que sur un individu malade. On ne doit pas non plus confondre avec les spécifiques d'affection ceux que les anciens appelaient des spécifiques d'humeurs, tels que les purgatifs qui semblent attirer plus particulièrement vers la surface intestinale la sérosité ou la bile, à peu près comme un vésicatoire détermine une phlyctène, tandis que le sinapisme ne produit qu'un phénigme.

Dans l'emploi rationnel des spécifiques, il faut distinguer les effets manifestateurs de l'affection de ses effets curateurs, afin de pouvoir respecter ces derniers. Les spécifiques sont souvent contre-indiqués par des complications diverses : c'est ce qui arrive, par exemple, lorsque la syphilis est unie au scorbut ou à l'affection scrophuleuse. Puis, comme les remèdes spécifiques ont une certaine vigueur, comme ils sont *héroïques*, *généreux*, pour employer le langage des anciens, ils exigent tous de la prudence dans leur usage; le mercure notamment, administré avec opiniâtreté, peut laisser non-seulement la syphilis stationnaire, mais encore donner lieu à une maladie spéciale qu'on appelle mercurielle.

Les anciens chirurgiens, étrangers à toutes ces notions de philosophie médicale, admettaient à titre de spécifiques une foule de remèdes dont les formules compliquées n'avaient aucun rapport avec les indications à remplir : tels étaient surtout les *digestifs*, les *mondificatifs*, les *épulotiques*, les *cicatrisants*, les *suppuratifs*, les prétendus *résolutifs* des tumeurs, les moyens propres à favoriser la production du cal d'une manière directe, etc. Dans l'état actuel, on n'emploie guère en chirurgie, comme spécifique, que le mercure contre la syphilis, le soufre contre la gale, le quinquina contre l'état périodique; mais il serait bien à désirer qu'on trouvât des spécifiques analogues contre les affections dartreuse, scrophuleuse et cancéreuse, qui tiennent sous leur dépendance tant de maladies chirurgicales graves.

b. Les *méthodes imitatrices*, qu'il ne faut pas confondre avec certaines méthodes naturelles, tendent pourtant à imiter ou à favoriser certaines crises favorables. A ce point de vue, la révulsion pourrait être regardée comme une méthode imitatrice; or, vous savez qu'on l'emploie dans une foule de maladies externes, et notamment dans les tumeurs blanches des articulations.

c. Les *méthodes perturbatrices* consistent à déterminer des impressions profondes capables de bouleverser tout le système vivant et d'en changer la manière d'être actuelle: tel est surtout le mode d'agir de la plupart des opérations de la chirurgie ministrante. Les *méthodes métasyncritiques* se bornent à produire une impression locale et à modifier seulement la vitalité d'une partie. Ces perturbations, localisées, sont d'un grand usage en chirurgie; c'est par elles qu'on s'explique dans certains cas les succès obtenus par une incision ou une cautérisation. Ainsi, dans les douleurs névralgiques résultant de la piqûre ou du froissement d'un nerf, on a souvent calmé tous les symptômes par une petite incision qui, dans ce cas, a opéré une véritable métasyncrise; dans la gangrène, la pustule maligne et le charbon, l'application du feu a également réussi en provoquant une secousse ou une perturbation salutaire dans les parties vivantes.

Maintenant, Messieurs, si vous réfléchissez que, dans tous les cas, les indications du traitement peuvent être modifiées par l'âge, le sexe, le tempérament, la constitution du sujet, par son état moral et les circonstances extérieures au milieu desquelles il se trouve, vous serez amenés nécessairement à conclure que les problèmes ne sont ni moins compliqués ni moins obscurs en thérapeutique chirurgicale, qu'en thérapeutique médicale. Cette opinion est peut-être moins ambitieuse que celle qui est généralement reçue, mais elle est plus conforme à la vérité. Il en résulte que, pour devenir chirurgien, il ne suffit pas de fréquenter les amphithéâtres et les hôpitaux; il faut encore lire les bons auteurs et assister aux leçons de vos Maîtres. Il importe, en effet, que les principes de la science se gravent d'abord dans votre esprit, afin qu'une intelligence fortement constituée devienne la directrice de vos sens. Mettez-vous donc à l'œuvre, Messieurs, avec cette ferme volonté d'atteindre le but et cette sorte de foi dans l'avenir qui, à votre âge, est un des plus puissants mobiles de l'activité humaine. Pour moi, je m'estimerai toujours heureux de contribuer à votre instruction et d'applaudir à vos succès!...

www.ingramcontent.com/pod-product-compliance
Ingram Content Group UK Ltd.
Pitfield, Milton Keynes, MK11 3LW, UK
UKHW022148190726
13855UKWH00004B/1397